Le Diabète

CE QUE VOUS DEVEZ SAVOIR
(QUESTIONS ET REPONSES)

Par Rumi Michael Leigh

Introduction

Je voudrais vous remercier et vous féliciter pour le téléchargement de ce livre, "*le diabète, ce que vous devez savoir (questions et réponses)*" séries.

Ce livre vous aidera à comprendre, à réviser et à avoir de bonnes connaissances générales et des mots-clés sur le diabète et mieux comprendre ce que vivent les gens qui souffrent de cette maladie.

Encore merci d'avoir téléchargé ce livre, j'espère que vous l'apprécierez !

Chapitre 1

1)   Qu'est-ce que le diabète ?

-      Le diabète est une maladie qui provoque une glycémie élevée.

2)   Le diabète est-il une maladie chronique ?

-      Oui, le diabète est une maladie chronique.

3)   Quel est le remède contre le diabète ?

-      En réalité, il n'y a pas de remède contre le diabète.

4)   Quel est l'autre nom pour la glycémie ?

-      L'autre nom pour la glycémie est le taux de glucose sanguin.

5)   Quelle est la valeur normale du sucre dans le sang ?

-      La valeur normale du sucre dans le sang est de 100 à 125 mg / dl.

6)   Qu'est-ce que le diabète de type 1 ?

-      Le diabète de type 1 survient lorsqu'il y a un manque d'insuline dans le corps.

7)   Qu'est-ce que le diabète de type 2 ?

-	Le diabète de type 2 survient lorsqu'il existe une résistance à l'insuline.

8)	Quelle est la fonction de l'insuline ?

-	L'insuline régule la glycémie. Il réduit un taux élevé de sucre dans le sang.

9)	Comment le glucose pénètre-t-il dans les cellules ?

-	Le glucose pénètre dans les cellules à l'aide de l'insuline.

10)	Quelle est la fonction du glucose ?

-	Le glucose nourrit les cellules.

Chapitre 2

1) Quelle est la principale différence entre le diabète de type 1 et le diabète de type 2 ?

- La principale différence entre le diabète de type 1 et de type 2 est que, dans le diabète de type 2, l'insuline produite par l'organisme est difficile à utiliser par l'organisme alors qu'il n'y a pas de production d'insuline dans le diabète de type 1.

2) Quels sont les facteurs de risque du diabète de type 1 ?

- Les facteurs de risque du diabète de type 1 sont l'hérédité, les dommages du système immunitaire, les maladies virales, etc.

3) À quel âge le diabète de type 1 peut-il survenir ?

- Le diabète de type 1 peut survenir à tout âge.

4) Dans quel type de population le diabète de type 1 est-il courant ?

- Le diabète de type 1 est plus courant chez les enfants.

5) Quelle est la principale cause du diabète de type 1 ?

- La cause principale du diabète de type 1 est inconnue.

6)   Peut-on prévenir le diabète de type 1 ?

-    Non, le diabète de type 1 ne peut pas être prévenu.

7)   Comment se développent les symptômes du diabète de type 1 ?

-    Les symptômes du diabète de type 1 se développent soudainement.

8)   Quel type d'exercices conviennent le mieux aux patients diabétiques ?

-    Les exercices aérobics comme la marche, le jogging, la natation, les exercices cardio, etc.

9)   Quand est-ce que survient l'hypoglycémie ?

-    L'hypoglycémie survient lorsque le taux de sucre dans le sang est faible.

10)   Quand est-ce que survient l'hyperglycémie ?

-    L'hyperglycémie survient lorsque le taux de sucre dans le sang est élevé.

Chapitre 3

1)   Qu'est-ce que le diabète gestationnel ?

-   Le diabète gestationnel est un diabète causé par la grossesse.

2)   Quelle est la cause du diabète gestationnel ?

-   La cause du diabète gestationnel est qu'au cours de la grossesse, le corps de la femme devient moins sensible à l'insuline.

3)   Quels sont les signes et les symptômes du diabète de type 1 et de type 2 ?

-   Les signes et symptômes du diabète de type 1 et type 2 sont les mictions fréquentes, la fatigue, les infections accrues, la soif accrue, etc.

4)   Quelles sont les complications du diabète ?

-   Les complications du diabète sont les maladies cardiaques, les accidents vasculaires cérébraux, les maladies rénales, les problèmes oculaires, les maladies dentaires, etc.

5)   Quels sont les principaux facteurs de risque du diabète de type 2 ?

-   Les principaux facteurs de risque du diabète de type 2 sont l'inactivité physique, la prise de poids excessive, l'âge, l'hypertension, etc.

6)   Pourquoi la prise de poids est-elle un facteur de risque du diabète de type 2 ?

-    La prise de poids est un facteur de risque du diabète de type 2 car les cellules du corps réagissent moins à l'insuline en raison de l'augmentation de tissu adipeux.

7)   Dans quel type de population le diabète de type 2 est-il courant ?

-    Le diabète de type 2 est courant dans la population adulte.

8)   Les jeunes adultes et les enfants pourraient-ils développer le diabète de type 2 ?

-    Oui, les jeunes adultes et les enfants peuvent également développer le diabète de type 2.

9)   Quelle pourrait être la principale cause du diabète de type 2 chez les jeunes adultes et les enfants ?

-    L'augmentation du taux d'obésité.

10)   Le diabète de type 2 pourrait-il être évité ?

-    Oui, le diabète de type 2 pourrait être évité grâce à un mode de vie sain.

Chapitre 4

1) Comment se développent les symptômes du diabète de type 2 ?

- Les symptômes du diabète de type 2 se développent lentement.

2) Dans le diabète de type 2, le corps produit-il de l'insuline ?

- Oui, dans le diabète de type 2 le corps produit de l'insuline.

3) Quelles sont les causes du diabète de type 2 ?

- Les causes du diabète de type 2 sont l'obésité, le manque de sport et d'activités physiques, etc.

4) Le diabète de type 2 pourrait-il être génétique ?

- Oui, le diabète de type 2 pourrait être génétique.

5) Quelle est l'abréviation ACD ?

- Acidocétose diabétique.

6) Qu'est-ce que l'acidocétose diabétique ?

- L'acidocétose diabétique est une urgence du diabète sucré.

7)	Les cétones sont-elles présentes dans l'acidocétose diabétique ?

-	Oui, les cétones sont présentes dans l'acidocétose diabétique.

8)	L'acidose est-elle présente dans l'acidocétose diabétique ?

-	Oui, l'acidose est présente dans l'acidocétose diabétique.

9)	L'hyperglycémie est-elle présente dans l'acidocétose diabétique ?

-	Oui, l'hyperglycémie est présente dans l'acidocétose diabétique.

10)	Quels sont certains traitements pour l'acidocétose diabétique ?

-	L'insuline, les électrolytes et les liquides intraveineux.

Chapitre 5

1) L'insuline est-elle présente dans l'acidocétose diabétique ?

- Non, l'insuline n'est pas présente dans l'acidocétose diabétique.

2) Dans quel type de diabète l'acidocétose diabétique est-elle principalement retrouvée ?

- L'acidocétose diabétique est principalement retrouvée dans le diabète de type 1.

3) Quelles sont les causes de l'acidocétose diabétique ?

- Les causes de l'acidocétose diabétique sont le stress, les corticostéroïdes, le diabète non diagnostiqué, etc.

4) Quels sont les signes et symptômes de l'acidocétose diabétique ?

- Les signes et symptômes de l'acidocétose diabétique sont la polydipsie, la polyurie, les nausées, le vomissement, la déshydratation, la fatigue, la confusion, la tachycardie, etc.

5) L'acidocétose diabétique survient-elle progressivement ou soudainement ?

- L'acidocétose diabétique survient soudainement.

6)	L'acidocétose diabétique est-elle plus fréquente chez les personnes atteintes de diabète de type 1 ou 2 ?

-	L'acidocétose diabétique est plus fréquente chez les personnes atteintes de diabète de type 1.

7)	Est-ce que l'insuline doit toujours être injectée au même endroit (site d'injection) ?

-	Non, le site d'injection doit être changé.

8)	Pourquoi le site d'injection de l'insuline (injecté) devrait-il être changé ?

-	Le site d'injection de l'insuline (injecté) doit être changé afin d'éviter toute lésion tissulaire pouvant entraîner des problèmes d'absorption.

9)	Qu'est-ce qu'un choc insulinique ?

-	Un choc insulinique est un choc lié à une hypoglycémie.

Chapitre 6

1)   Quelle est l'abréviation de SHHNC ?

-    Syndrome d'hyperglycémie hyperosmolaire non cétosique.

2)   Qu'est-ce que le syndrome d'hyperglycémie hyperosmolaire non cétosique ?

-    Le syndrome d'hyperglycémie hyperosmolaire non cétosique est une urgence du diabète sucré.

3)   Des corps cétoniques sont-ils présents dans le syndrome d'hyperglycémie hyperosmolaire non cétosique ?

-    Non, les corps cétoniques ne sont pas présentes dans le syndrome d'hyperglycémie hyperosmolaire non cétosique.

4)   L'acidose est-elle présente dans le syndrome d'hyperglycémie hyperosmolaire non cétosique ?

-    Non, l'acidose n'est pas présente dans le syndrome d'hyperglycémie hyperosmolaire non cétosique.

5)   L'hyperglycémie est-elle présente dans le syndrome d'hyperglycémie hyperosmolaire non cétosique ?

- Oui, l'hyperglycémie est présente dans le syndrome d'hyperglycémie hyperosmolaire non cétosique mais à une concentration plus grande.

6) Quel est le traitement du syndrome d'hyperglycémie hyperosmolaire non cétosique ?

- Le traitement du syndrome d'hyperglycémie hyperosmolaire non cétosique est l'hydratation.

7) L'insuline est-elle présente dans le syndrome d'hyperglycémie hyperosmolaire non cétosique ?

- Oui, l'insuline est présente dans le syndrome d'hyperglycémie hyperosmolaire non cétosique mais en très petite quantité.

8) Pourquoi l'acidocétose n'est-elle pas présente dans le syndrome d'hyperglycémie hyperosmolaire non cétosique ?

- L'acidocétose n'est pas présente dans le Syndrome d'hyperglycémie hyperosmolaire non cétosique car il existe une faible quantité d'insuline qui empêche le corps de métaboliser les graisses.

9) Quelle est la cause de la déshydratation dans le syndrome d'hyperglycémie hyperosmolaire non cétosique ?

- La cause de la déshydratation dans le syndrome d'hyperglycémie hyperosmolaire non cétosique est l'hyperosmolarité.

10) Dans quel type de diabète le syndrome d'hyperglycémie hyperosmolaire non cétosique est-il principalement présent ?

- Le syndrome d'hyperglycémie hyperosmolaire non cétosique concerne principalement le diabète de type 2.

Chapitre 7

1) Le syndrome d'hyperglycémie hyperosmolaire non cétosique se manifeste-t-il progressivement ou soudainement ?

- Le syndrome d'hyperglycémie hyperosmolaire non cétosique se manifeste progressivement.

2) Nommer une cause importante du syndrome d'hyperglycémie hyperosmolaire non cétosique.

- Une infection est une cause importante du syndrome d'hyperglycémie hyperosmolaire non cétosique.

3) Quels sont les signes et symptômes du syndrome d'hyperglycémie hyperosmolaire non cétosique ?

- Les signes et symptôme d'hyperglycémie hyperosmolaire non cétosique élevée sont la polydipsie, la fatigue, la fièvre, la confusion, etc.

4) Qu'est-ce que la polydipsie ?

- La polydipsie est un besoin de boire fréquemment. C'est d'avoir une forte soif.

5) Quelles sont les causes de la polydipsie en relation avec le syndrome d'hyperglycémie hyperosmolaire non cétosique ?

- Les causes de la polydipsie liée au syndrome d'hyperglycémie hyperosmolaire non cétosique est due à des mictions fréquentes.

6) Qu'est-ce qu'un glucomètre ?

- Un glucomètre est un appareil utilisé pour contrôler le niveau de glucose dans le sang afin de contrôler la glycémie.

7) Qu'est-ce que le diabète monogénique ?

- Le diabète monogénique est un diabète principalement héréditaire causé par une mutation génique.

8) Qu'est-ce qu'une mutation ?

- La mutation est un changement dans la séquence de l'ADN.

9) Qu'est-ce que le diabète associé à la fibrose kystique ?

- Le diabète lié à la fibrose kystique survient lorsque le corps n'est pas capable de produire suffisamment d'insuline en raison des cicatrices du pancréas.

10) Qu'est-ce que la gastroparésie diabétique ?

- La gastroparésie diabétique survient lorsque le mouvement des aliments ralentit dans l'estomac en raison de lésions nerveuses causées par le diabète.

Chapitre 8

1)   Comment l'insuline est-elle injectée ?

-      L'insuline est injectée par voie sous-cutanée.

2)   Nommer les différents types de catégories d'insuline.

-      Les différents types de catégories d'insuline sont l'insuline rapide, court, intermédiaire et long.

3)   Donner des exemples d'insuline rapide.

-      L'Aspart, la glulisine, et le lispro.

4)   Donner des exemples d'insuline courte.

-      Le Nivolin-R, L'Humulin-R, L'Insuline régulière.

5)   Donner des exemples d'insuline intermédiaire.

-      Le' NPH (isophane insuline), L'Humilin-N et L'Novolin-N.

6)   Donner des exemples d'insuline longue.

-      Le Levemir, Le Lantus, etc.

7)   Qu'est-ce que l'insuline NPH ?

-      L'insuline NPH est une insuline intermédiaire.

8)   Qu'est-ce qu'une insuline ordinaire ?

\-   Une insuline ordinaire est une insuline à action brève.

9)   Quel type d'insuline peut être administré par voie intraveineuse ?

\-   Une insuline régulière peut être administré par voie intraveineuse.

10)   Un test d'urine est-il suffisant pour dépister le diabète ?

\-   Non, un test d'urine ne suffit pas pour détecter le diabète.

Chapitre 9

1) Que sont les bêtabloquants ?

- Les bêtabloquants sont des substances qui diminuent et ralentissent le travail du cœur.

2) Les bêtabloquants provoquent-ils une hypoglycémie ou une hyperglycémie ?

- Les bêtabloquants provoquent une hypoglycémie.

3) L'alcool provoque-t-il une hypoglycémie ou une hyperglycémie ?

- L'alcool provoque une hypoglycémie.

4) L'aspirine provoque-t-elle une hypoglycémie ou une hyperglycémie ?

- L'aspirine provoque une hypoglycémie.

5) Les glucocorticoïdes provoquent-ils une hypoglycémie ou une hyperglycémie ?

- Les glucocorticoïdes provoquent une hyperglycémie.

6) Quels sont les signes d'hypoglycémie ?

- Les signes d'hypoglycémie sont la tachycardie, la sueur, la confusion, etc.

7)   Qu'est-ce que la polyphagie ?

-    La polyphagie est un besoin fréquent de manger.

8)   Quel organe libère de l'insuline ?

-    Le pancréas libère de l'insuline.

9)   Quel organe libère du glucagon ?

-    Le pancréas libère du glucagon.

10)   Quelle est la fonction du glucagon ?

-    Le glucagon régule la glycémie. Il élève la glycémie.

Chapitre 10

1)	Qu'est-ce que l'HDL ?

-	Lipoprotéines de Haute Densité. L'HDL est considéré comme du bon cholestérol.

2)	Pourquoi l'HDL est-il considéré comme un bon cholestérol ?

-	Le HDL est considéré comme un bon cholestérol car il élimine le mauvais cholestérol de la circulation sanguine.

3)	Qu'est-ce que le LDL ?

-	Lipoprotéines de Basse Densité. Le LDL est considéré comme du mauvais cholestérol.

4)	Pourquoi le LDL est-il considéré comme du mauvais cholestérol ?

-	Le LDL est considéré comme du mauvais cholestérol car il peut entourer et rétrécir la voie des vaisseaux sanguins en provoquant des plaques.

5)	Qu'est-ce que le cholestérol ?

-	Le cholestérol est une substance grasse provenant de la nourriture que nous consommons.

6)	Quel organe produit le cholestérol ?

-       Le foie produit du cholestérol.

7)   Quelles sont les fonctions du cholestérol ?

-       Le cholestérol est utilisé pour produire de la bile, des hormones et de la vitamine D.

8)   Qu'est-ce que la bile ?

-       La bile est un fluide produit par le foie qui facilite la digestion des graisses et leur absorption dans le tractus intestinal. Il élimine la bilirubine, etc.

9)   Quel organe sécrète la bile ?

-       Le foie.

10)   Où est stockée la bile ?

-       La bile est stockée dans la vésicule biliaire.

Chapitre 11

1)   Quelle est la fonction de la vitamine D ?

-   La vitamine D augmente l'absorption intestinale du calcium.

2)   Comment est produit la bilirubine ?

-   La bilirubine est une substance produite par la destruction des globules rouges.

3)   Quelles cellules détruisent spécifiquement les cellules bêta du pancréas dans le diabète de type 1 ?

-   Les globules blancs.

4)   Quel organe est généralement le premier touché par un faible taux de sucre dans le sang ?

-   Le cerveau.

5)   Pourquoi le cerveau est-il le premier organe touché par un faible taux de sucre dans le sang ?

-   Le cerveau est le premier organe affecté par un faible taux de sucre dans le sang car il a besoin d'un apport constant de sang pour fonctionner correctement et son principal apport énergétique est le glucose.

6)   Que se passe-t-il lorsque le cerveau ne reçoit pas suffisamment de glucose ?

\-   Lorsque le cerveau ne reçoit pas assez de glucose, il commence à mal fonctionner ce qui peut entraîner de graves complications.

7)   Qu'est-ce qu'une crise épileptique ?

\-   Une crise épileptique est une perturbation anormale, incontrôlée et généralement soudaine de l'activité électrique dans le cerveau.

8)   Comment se forment les cétones ?

\-   Les cétones se forment lorsque le corps décompose les graisses en énergie.

9)   Les cétones sont-elles acides ou alcalines ?

\-   Les cétones sont acides.

10)   L'acidocétose diabétique pourrait-elle être une complication potentiellement mortelle ?

\-   Oui, l'acidocétose diabétique pourrait être une complication potentiellement mortelle.

Chapitre 12

1)   La cicatrisation lente des plaies est-elle une indication du diabète ?

-    Oui, la lente cicatrisation des plaies pourrait être un signe de diabète.

2)   Sous quelle forme le glucose est-il stocké dans le foie ?

-    Le glucose est stocké dans le foie sous forme de glycogène.

3)   L'utilisation de certains médicaments peut-elle augmenter le risque de développer un diabète de type 2 ?

-    Oui, l'utilisation de certains médicaments pourrait augmenter le risque de développer un diabète de type 2.

4)   Nommer quelques médicaments qui pourraient augmenter le risque de développer un diabète de type 2.

-    Les médicaments qui pourraient augmenter le risque de développer un diabète de type 2 sont les diurétiques thiazidiques, les corticostéroïdes, etc.

5)   Quand se produit l'hyperosmolarité ?

-       L'hyperosmolarité se produit lorsque le sang devient très concentré par rapport à la normale.

6)   Quelle est la cause de l'hyperosmolarité ?

-       L'hyperosmolarité est provoquée lorsque l'eau est extraite des tissus corporels dans la circulation sanguine.

7)   Quels sont les effets de l'hyperosmolarité ?

-       Les effets de l'hyperosmolarité sont la déshydratation sévère, les convulsions, etc.

Conclusion

Merci encore une fois d'avoir téléchargé ce livre. J'espère que cela vous a aidé à comprendre l'effet du diabète sur la vie des gens qui souffrent de cette maladie.

S'il vous plaît, si vous avez apprécié ce livre, j'aimerais que vous laissiez un commentaire. Il serait apprécié.

Je vous remercie.